AF370254

ESSAI

SUR

LA FIÈVRE BILIOSO-ADYNAMIQUE

DES GRANDS ANIMAUX,

ET PARTICULIÈREMENT DU CHEVAL ;

MÉMOIRE

MENTIONNÉ HONORABLEMENT PAR LA SOCIÉTÉ ROYALE ACADÉMIQUE

DES SCIENCES DE PARIS ;

PAR

G. R. VIRAMOND,

Médecin Vétérinaire, ancien Répétiteur de l'École royale d'Alfort ; Membre associé de la Société royale Académique des Sciences de Paris ; de celles de Médecine Pratique de Montpellier ; de Médecine, Chirurgie et Pharmacie de Toulouse et de celle de Médecine de Rouen ; Membre et secrétaire général de la Société Linnéenne de Narbonne ; Associé de celles de Bordeaux et de Paris ; Membre correspondant des Sociétés royales d'Agriculture et des Arts des départemens de l'Arriége, de l'Aude, des Pyrénées-Orientales, etc., etc.

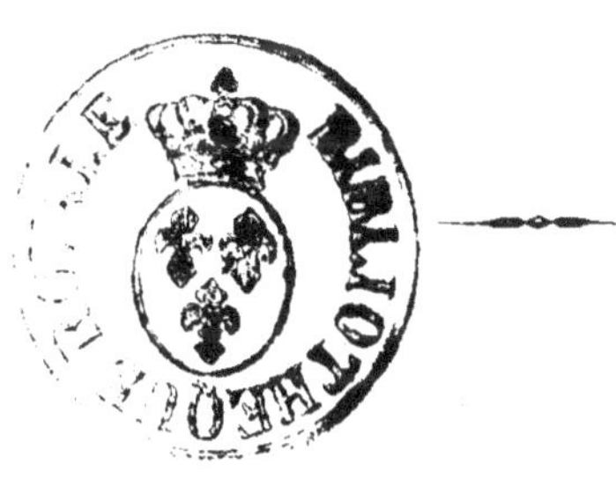

PARIS.

BÉCHET JEUNE, LIBRAIRE DE L'ACAD. ROY. DE MÉDECINE,

PLACE DE L'ÉCOLE DE MÉDECINE, N° 4.

1824.

ESSAI

SUR LA

FIÈVRE BILIOSO - ADYNAMIQUE

DES GRANDS ANIMAUX,

ET PARTICULIÈREMENT DU CHEVAL.

La Fièvre Adynamique est une affection pernicieuse, qui a été, de tous les temps, l'écueil fatal contre lequel les hommes à demi-instruits ont échoué. Les moyens qu'ils ont employés pour la combattre, n'étant point déduits de la rigoureuse observation, ni des connaissances exactes sur la physiologie, sont devenus plus nuisibles qu'utiles en précipitant les individus qui en étaient atteints, dans des faiblesses mortelles. Cette maladie, se trouvant toujours accompagnée de beaucoup de chaleur répandue sur toute l'habitude du corps, d'un battement considérable des flancs et d'une teinte jaune sur les tuniques qui tapissent l'intérieur des cavités naturelles, a fait penser à certaines personnes, appelées pour la traiter, qu'elles avaient à combattre une phlegmasie, et à d'autres une diathèse ictérique pure et simple. D'après ce point de vue, les premiers mettaient la saignée en usage et renforçaient par-là les élémens du génie adynamique : les seconds, dans l'intention de diminuer la masse biliaire, employaient les drastiques, tels que l'aloës, et donnaient la mort à leurs malades, en portant le trouble et le désordre dans toutes les fonctions de la vie.

Tel était, en 1800, le système des praticiens sur la méthode curative d'une affection qui portait les plus grands préjudices à l'agriculture, en frappant de mort presque tous les individus traités avec si peu de discernement. A cette époque je fus appelé, vers le milieu de l'été, par M. le baron d'Andréossy, pour visiter une jument normande, âgée d'environ sept ans. Après l'avoir inspectée avec l'attention la plus scrupuleuse, je reconnus en elle, l'existence d'une maladie grave que je n'avais pas eu encore occasion d'observer, et dont je ne me souvenais pas même d'avoir ouï parler. J'explorai le pouls ; je vérifiai l'intérieur des cavités naturelles pour m'assurer de leur état ; j'observai l'allure de l'animal, sa pose, sa physionomie, si l'on peut parler ainsi ; j'adaptai un traitement analogue et parfaitement en harmonie avec les principes déduits du caractère du mal ; je suivis avec la plus rigoureuse exactitude tous les phénomènes qui parurent pendant le cours de cette affection ; je les combattis par des moyens convenables, et j'eus la douce satisfaction de triompher, en huit ou dix jours, d'un ennemi qui avait paru sous un aspect si menaçant. Cette observation jeta un grand jour sur la clinique médicale que je n'exerçais alors que depuis quelques années : je méditai et je réfléchis souvent sur cette intéressante découverte. Peu de temps après, d'autres occasions se présentèrent sans nombre ; je mis en œuvre le même mode de traitement avec des modifications relatives à l'état des malades, à leur âge, à leur tempérament, et bientôt après, de nouvelles réussites me confirmèrent, de plus en plus, dans la persuasion où j'étais que mes investigations à cet égard devaient être un jour du plus haut intérêt pour la médecine vétérinaire, et partant pour l'agriculture.

De la Fièvre Bilioso-Adynamique.

Tous les ans, vers la fin de juin, pendant le cours de juillet et une partie du mois d'août, lorsque la chaleur atmosphérique s'élève et devient intense, il se développe sur les chevaux, les ânes, les mules et les mulets ; mais plus particulièrement sur les premiers de ces animaux, une affection d'un caractère très-insidieux. Les bêtes à laine n'en sont point exemptes : j'ai eu de fréquentes occasions de l'observer chez elles dans le cours de mes travaux. Je n'ai pas encore été à portée de la traiter dans les grands didactyles. La température plus ou moins ardente et diversement modifiée sous le ciel brûlant des départemens littoraux du midi de la France, est très-propre pour développer , tantôt une fièvre bilieuse simple , tantôt une véritable affection typhoïde.

Caractère de la maladie. — La fièvre bilioso-adynamique, consiste dans une pyrexie générale, à type continu, jointe à une turgescence de l'organe hépatique, à une lésion profonde du système des forces et à une tendence pernicieuse vers la septicité.

Étiologie. — Lorsque nos recherches sur la nature et sur la cause des maladies internes s'étendent au-delà de certaines bornes, notre esprit s'enveloppe de ténèbres et de doutes. Il y a, néanmoins, de la différence entre les discussions qui concernent les lois de l'infini et de tout ce qui est abstrait, et les recherches physiques qui sont étayées sur les fondemens inébranlables de l'expérience. Nous pouvons toujours faire de nouveaux progrès dans les connaissances de l'étiologie, et approcher de plus près de la vérité par l'observation et la force du génie; mais les investigations des hommes sur des objets métaphysiques sont insuffisantes pour expliquer certains faits. Notre esprit est jusqu'à présent resserré dans des bornes trop étroites pour que nous puissions avancer d'un pas ferme vers la rigoureuse vérité, et aller au-delà de l'abîme impénétrable qui nous sépare d'elle. J'agirai donc avec le plus de retenue qu'il me sera possible; la circonspection sera la loi qui me guidera dans le traité des causes de la maladie qui est le sujet de mes soins et de mon travail. J'omettrai tout ce qui me paraîtra douteux, et ne consignerai sur ce tableau étiologique, que ce que m'auront évidemment démontré mes recherches et l'expérience éclairée d'une théorie exempte de préjugés.

En admettant pour type originel de la fièvre biliosoadynamique, une légère phlogose de l'organe biliaire, on explique avec plus de facilité les premiers phénomènes de la maladie, qui sont l'ictère et la chaleur ardente de toute l'habitude du corps. Le vice de la sécrétion de la bile, les altérations de ce liquide, soit dans la qualité, soit dans la quantité, l'épuisement complet des forces survenu par suite des travaux extraordinaires de l'été, et notamment ceux du battage des grains opérés sur l'aire, auxquels les habitans du Midi soumettent leur bétail, donnent lieu aux symptômes subséquens d'adynamie. Ces causes de débilité agissent sur le système nerveux et sur les organes de la locomotion d'une manière particulière; la prostration des forces a lieu; le mouvement du cœur et des artères se ralentit, et les symptômes nosologiques qui résultent de cet état, dévoilent bientôt le caractère pernicieux de cette affection. La chimie et la physique nous enseignent, de même que l'expérience, qu'une température élevée, unie aux vapeurs méphytiques des marais, agit d'une manière particulière sur l'organe hépatique, altère la sécrétion de la bile, et, par succession, tend à produire une perturbation profonde dans l'organisme et singulièrement sur le système nerveux, tandis que l'action soudaine d'un froid sec, d'un vent de nord-ouest, détermine plus spécialement l'ophthalmie, la péripneumonie, le catarrhe, etc. (1). Le corps des animaux, exposé plus ou moins long-temps à la chaleur de l'atmosphère, se débilite singulièrement, tant par l'effet de la sueur abondante qu'ils éprouvent, qu'en vertu d'une propriété sédative que cette chaleur lui imprime ; il acquiert une complexion et une manière d'être qui le dispose à l'adymanie, à la prostration des forces, aux affections typhoïdes, etc. On peut donc établir comme proposition fondée sur ce qui vient d'être déduit plus haut, que la fièvre bilioso-adynamique doit reconnaître pour cause la température ardente et diversement modifiée sous les régions brûlantes du midi de la France, l'épuisement complet des forces motrices, survenu par suite des travaux excessifs auxquels les habitans de ces contrées soumettent leur bétail, ainsi que la rareté et la mauvaise qualité des eaux dont on les abreuve, etc. , etc. Cette circonstance ne saurait être contestée, puisque la fièvre bilioso-adyna-

---

(1) On peut consulter avec avantage les Recherches sur l'air marécageux, par M. Julia Fontenelle, ouvrage couronné par l'Académie royale des Sciences de Lyon, ainsi que son Manuel de Chimie Médicale.

mique se développe plus particulièrement en juin, juillet et août, qu'en d'autres époques de l'année, et qu'elle se manifeste plus fréquemment dans le midi que dans le nord de la France, où la température atmosphérique est comparativement plus élevée et plus froide, et où, peut-être, les travaux de l'été sont moins soutenus et moins pénibles.

Symptômes. — La fièvre Bilioso-Adynamique se manifeste par une foule de symptômes plus ou moins graves. On observe, lors de son invasion, une chaleur très-élevée répandue sur toute l'habitude du corps. Le pouls, vite et petit, s'efface quelquefois presque tout-à-fait. Le chancellement et la titubation qui existent, font craindre à chaque instant la chute de l'animal. Crépitation et craquement des articulatious par défaut de synovie, faiblesse extrême ; teinte ictérique et plombée des tuniques qui tapissent l'intérieur des cavités naturelles, avec des taches livides établies plus particulièrement sur les duplicatures des conjonctives et sur les membranes clignotantes. Bouche brûlante, remplie de glaires et de baves ; agitation fréquente des flancs ; urines noires et fétides ; déjections rares, mais recouvertes d'un enduit gluant, exhalant une odeur infecte. Yeux tristes, et leurs paupières légèrement tuméfiées. Tête très-basse, paraissant ne pouvoir être supportée par le malade, qui l'appuie quelquefois sur le fond de la mangeoire pour se soulager. Aversion complète pour toute sorte d'alimens. De plus, le malade paraît insensible à l'action d'une myriade de mouches qui le dévorent. Il se repose tantôt sur un bipède diagonal et tantôt sur l'autre. Le poil est sec, terne et piqué. Mais le signe qui caractérise bien manifestement la ruine des forces dans les organes locomoteurs, c'est le peu d'énergie que présentent les muscles de la queue ; ils sont dans un état complet d'inertie. Cette partie n'offre alors d'autre action que celle d'une queue de cheval séparée du tronc par l'amputation, et qu'on suspendrait ensuite par une attache à un corps quelconque. Le défaut d'action des muscles sacrococcygiens en particulier, indique toujours celui du système locomoteur en général. Peu de temps après le développement de cette série formidable de symptômes, le mal acquiert de l'intensité ; les forces du sujet s'évanouissent entièrement ; les fonctions de l'économie cessent, et l'animal succombe vers le cinquième ou le septième jour de la maladie.

Pronostic. — J'ai toujours considéré comme très-fâcheuses les taches pétéchiales qui surviennent quelquefois dans le cours de la fièvre Bilioso-Adynamique, parce qu'elles annoncent une complication grave de cette fièvre avec les symptômes propres aux ataxiques. Les pétéchies livides et de forme irrégulière sont surtout les plus dangereuses ; elles décèlent une lésion profonde dans l'irritabilité, lésion qui se joint dans cette circonstance à tous les désordres de la sensibilité et du genre nerveux. Rien ne prouve tant la vérité de cette assertion, que la prostration des forces et l'anorexie la plus complète, jointes au phénomène de la dépravation des fonctions essentielles de l'économie vivante ; de-là vient que le pronostic de ces affections est le plus communément très-fâcheux, surtout si l'art ne parvient à enchaîner les progrès du mal. Les lésions des organes qui ont lieu dans une affection d'un caractère pernicieux, sont dangereuses et difficiles à guérir, parce qu'elles ne peuvent déterminer, dans un système énervé, le concours puissant d'un grand nombre d'organes, qui est nécessaire pour opérer les solutions naturelles de ces lésions (1).

Nécropsie. — Instruit par une expérience trop souvent répétée, j'ai contracté l'habitude de prédire le résultat des contemplations cadavériques, et ce résultat établit de plus en plus l'identité de la fièvre Bilioso-Adynamique. En effet, j'ai constamment trouvé à l'ouverture des cadavres, des animaux morts de cette maladie, la couleur absolument jaune de toutes les graisses ; des taches livides à la face interne de la peau, et plus particulièrement sur les hypocondres ; des traces certaines d'une affection phlogoso-gangréneuse au foie et à la portion correspondante du diaphragme ; la gangrène plus ou moins étendue sur l'estomac et le tube intestinal ; la turgescence de la vésicule du fiel. La flétrissure des viscères renfermés dans le thorax, et la laxité de l'organe mental, offrent à l'œil les mêmes altérations physiques. La nature de ces altérations caractérise manifestement une phlegmasie suivie d'une faiblesse extrême, comme je l'ai déjà observé dans la partie séméïotique de ce Mémoire.

Médication. — Les indications curatoires qu'on a à remplir dans cette conjoncture, sont de deux sortes : la turgescence de l'organe biliaire et la fièvre qui en résulte, nécessitent l'usage des acides et des tempérans. La débilité et la prostration qui succèdent dans les premières vingt-quatre heures de l'invasion de cette maladie, nous obligent de recourir de suite à l'emploi des antiseptiques, aux acides, etc. Lors du développement

---

(1) Pensée d'un médecin célèbre de nos jours. *Voyez* Élémens de la Science de l'homme.

de la fièvre Bilioso-Adynamique , je soumets le malade,
matin et soir et à jeun , à l'emploi des boissons anti-bi-
lieuses, composées avec la décoction de racines de carottes et de feuilles d'oseille , avec addition d'une once
de miel, et de demi-once de sur-oxalate de potasse. Le
matin et le soir , demi-heure après avoir donné ces
boissons, et à midi , demi-heure avant de lui présenter
à manger, je lui fais donner un lavement préparé avec
la décoction de ces mêmes plantes , à laquelle je fais ajou-
ter seulement demi - once de miel. Une heure après
l'administration de ces différens remèdes, je fais présenter à mon malade du son légèrement humecté par l'eau
commune, dans lequel j'ai eu la précaution de faire
mettre une jointée de seigle gonflé; une livre de bon
sainfoin ou de luzerne lui est offerte ensuite; après cela,
je lui fais boire de l'eau pure acidulée très-légèrement
par le vinaigre. Dans cette maladie, les animaux ont la
plus extrême répugnance pour les boissons blanchies ;
de-là vient que je ne leur en fais pas offrir de cette nature.

Comme il arrive que les sujets frappés de cette affection sont extraordinairement dégoûtés , et qu'ils mani-
festent la plus haute répugnance pour les alimens
même les plus condimentiels, je fais unir au sainfoin
quelques brins de chiendent bien frais , débarrassé des
parties hétérogènes dont cette plante est quelquefois sa-
lie. J'ajoute aussi à ce mélange des feuilles de vigne ,
quelque peu de la prêle fraîchement cueillie, des brins
de saule, etc. C'est en variant les alimens dans une affection où l'inappétence est à son comble, que l'on parvient souvent à réveiller en ces animaux le désir de
manger. Lorsque la maladie n'a pu prendre un caractère heureux et louable par l'effet des acides et des tem-

pérans, mis en usage dans le principe, et que la dégénérescence septique se manifeste par la faiblesse extrême du cœur et des artères, par l'effacement du pouls et par l'apparition des pétéchies sur les membranes qui tapissent l'intérieur de la vulve, de la bouche, des cavités nasales et des conjonctives ; par les anxiétés, le chancellement, l'anorexie et autres signes qui indiquent un orage sinistre ; je me décide, dans l'instant, à l'application d'un vésicatoire sur les muscles petits pectoraux, moins dans la vue de produire un point de suppuration, que pour déterminer un excitement capable de réveiller l'irritabilité presque éteinte ; car les cantharides récentes jouissent éminemment de cette faculté. Le pansement de cet exutoire a lieu trois fois par jour, lorsque la suppuration est bien établie, et deux fois seulement dans le principe de l'écoulement.

Pour attaquer de front les causes de la prostration et de la débilité qui, à cette époque de la maladie, sont portées à leur apogée, j'administre au malade, de cinq en cinq heures, jour et nuit et à jeun, un bol formulé comme il suit :

Miel. . . . . ⎫
Crême de tartre soluble. ⎪
Camphre. . . . . ⎬ AA
Écorce du Pérou. . . . ⎪ 2 gros.
Sel d'oseille. . . . . . ⎭

Thériaque de première qualité, demi-once.

Gentiane en poudre. Q. S. Le tout incorporé S. L. pour faire un bol.

Immédiatement après avoir fait prendre ce médicament je fais avaler à l'animal, avec la plus scrupuleuse attention de ne pas l'engouer, environ deux livres de la décoction déjà mentionnée ci-dessus. Ces moyens médicinaux possèdent éminemment la propriété de changer le mode vicieux d'irritabilité des parties menacées de gangrène ; ils enchaînent la dégénérescence septique des humeurs dans certains cas, et rompent la tendance pernicieuse de la sensibilité vers l'ataxie et la mort. Deux heures après l'administration de chacun de ces bols, je lui fais présenter, pour nourriture, des substances amilacées et condimentielles, telles que la luzerne, le bon sainfoin, l'avoine, les fèverolles, le seigle et la paumelle gonflées ; les tranches de pain enduites de miel blanc, d'extrait de genièvre, etc. Quant à la boisson, je leur fais donner, dans des vases propres et bien soignés, l'eau pure, aiguisée par trente gouttes d'élixir vitriolique de Mynsicht. Les restes de la boisson, de même que ceux des alimens solides, sont jetés.

Il est extrêmement rare qu'en deux ou trois jours de ce traitement, les forces vitales ne se relèvent point ; alors la couleur jaune-plombée des membranes mentionnées plus haut s'efface graduellement, et prend une teinte d'églantine. Les pétéchies disparaissent successivement ; enfin en six ou huit jours, ces organes acquièrent la couleur rose qui a lieu dans l'état naturel. A cette époque, le pouls se relève, ses vibrations deviennent isochrones, l'irradiation des esprits animaux s'accomplit parfaitement ; les muscles releveurs de la queue acquièrent de l'énergie, la démarche de l'animal est plus décidée, plus ferme et plus certaine ; il regarde autour de lui et semble chercher à distinguer ce qui s'y passe ; les yeux remplissent mieux leur cavité orbitaire ; deviennent plus vifs et plus brillans ; l'appétit se développe, et, en dix ou douze jours, tous les symptômes alarmans dont j'ai fait plus haut l'énumération s'évanouissent entièrement; tout rentre dans l'ordre.

La maladie ne suit pas toujours cette marche heureuse : les moyens médicinaux les mieux appropriés à l'état du mal, ne peuvent l'enchaîner à cause des altérations physiques qu'il a déjà opérées dans différens systèmes de la vie, et l'animal succombe vers le troisième ou le quatrième jour du développement de cette affection.

Il arrive presque toujours, dans cette maladie, que le sujet ne prend aucune espèce d'alimens solides ; je suis dans l'usage, alors, de lui faire avaler, avec précaution, dans l'intervalle de l'administration des médicamens, une crème restaurante capable de subvenir, jusqu'à un certain point, au défaut d'alimens plus substantiels ; en voici la composition. Je fais bouillir dans deux livres d'eau commune, une noix muscade rapée et six à huit clous de girofle ; je coule après l'ébullition, et j'ajoute deux onces de bon miel blanc et une jointée de farine de froment tamisée, que j'ai le soin de faire délayer au moyen d'une cuiller ou d'un morceau de bâton propre. Tout étant dans cet état, je procède à la dissolution de quatre jaunes d'œufs, dans de l'eau commune froide, pour éviter leur coagulation. Je les incorpore avec la décoction tiède ci-dessus, et je la fais avaler de suite au malade. J'ai le soin aussi de faire gargariser souvent l'animal avec une décoction de feuilles de ronce tiède, miellée et légèrement acidulée par le vinaigre. Les quatre extrémités, ainsi que toute l'habitude du corps, sont bouchonnées fréquemment avec des bouchons de paille sèche ; les essaims de mouches dont le corps des malades est communément recouvert, sont

chassés ; la brosse, l'étrille, la bonne litière et les autres soins de la main, ne sont pas négligés, etc. Lorsque je suis parvenu à enchaîner les progrès du mal, et
que le danger est passé, je réduis l'usage des bols antiseptiques formulés d'autre part, à deux par jour, savoir : un
le matin et le second le soir à jeun. Quelques jours
après, j'en fais administrer un le matin seulement. Les
alimens condimentiels sont augmentés successivement
et par degrés ; enfin, j'amène le malade vers la convales-
cence, par l'usage d'une décoction de sauge tiède don-
née le matin à jeun, pendant cinq ou six jours de suite,
par la gentiane en poudre unie au son humecté par
l'eau commune ; par les soins et les pansemens de la
main, les promenades en laisse, etc. . etc.

Quand cette maladie affecte les bêtes à laine, c'est
toujours d'une manière collective, parce que tous les individus qui composent un troupeau ont été exposés en-
semble aux mêmes causes. Je conseille, dans ce cas, de
faire prendre à chaque individu, le matin à jeun, pendant six ou huit jours de suite, un verre de décoction
d'oseille et de carottes tiéde, avec addition d'un scru-
pule de diascordium et autant de sel d'oseille. Deux
heures après, je fais administrer à chacun d'eux un peu
de son et de bon sainfoin. Lorsque la chaleur atmosphérique est tombée ou sensiblement diminuée, j'ordonne
au berger de conduire son troupeau au pacage. Je fais
communément loger les troupeaux malades dans des
basse-cours à l'air libre, sous des hangards, sous des
appentis, etc. Ce mode de traitement est le seul qui m'ait
constamment réussi pour combattre avec succès, dans
ces différentes espèces d'animaux, une affection si évidemment pernicieuse.

FIN.

Extrait du Rapport fait à la Société Royale Académique des Sciences de Paris, par MM. les docteurs Faure et Nauche.

Il existe les plus grandes connexions entre la médecine humaine et la médecine vétérinaire ; elles se prêtent des secours mutuels. Les maladies des animaux ressemblent, à beaucoup d'égards, aux maladies de l'espèce humaine ; elles sont même plus simples et moins influencées par les écarts dans le régime et les passions. On peut mieux en découvrir toutes les variétés à raison de leur petit nombre ; aussi leur connaissance sert-elle à jeter un nouveau jour sur les maladies de l'homme. D'un autre côté, les progrès qu'a faits la médecine humaine portent à leur tour une influence salutaire sur la connaissance et le traitement de celles des animaux, et influent beaucoup sur les théories que les médecins vétérinaires se forment de ces maladies.

M. Viramond a fait une application heureuse des connaissances acquises récemment sur les maladies des organes de l'abdomen dans l'espèce humaine, à ces mêmes maladies chez les animaux ; son travail est précieux par l'exactitude des descriptions qu'il a données ; c'est une monographie qui, comme toutes celles du même genre, ne peut que concourir aux progrès de l'art vétérinaire et même de la médecine en général. Nous concluons à ce que son Mémoire soit mentionné honorablement dans la prochaine séance publique.

Signé FAURE, NAUCHE, *Docteurs-Médecins.*

Paris, 15 mai 1823.

IMPRIMERIE DE J. TASTU, RUE DE VAUGIRARD, N° 36.